AF343880

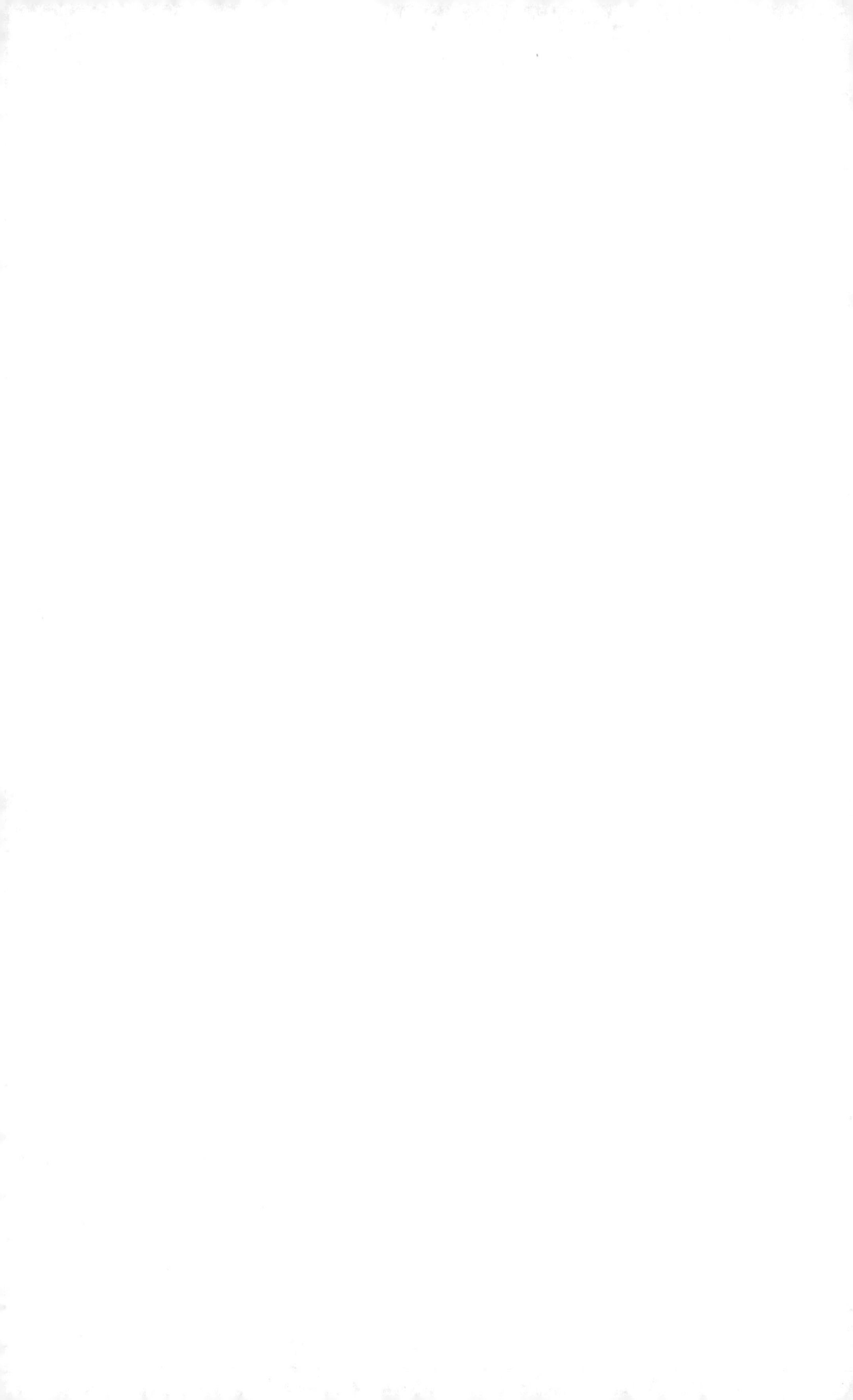

A PROPOS DE L'ÉPIDÉMIE CHOLÉRIQUE,

EXAMEN

DES

MOYENS D'ASSAINISSEMENT

EMPLOYÉS PAR LA VILLE DE PARIS

ET DES

MÉTHODES RÉCEMMENT PROPOSÉES

⸭⸭⸭

RÉFUTATION

du dernier Rapport de la Commission des Logements insalubres,

PAR MAXIME PAULET,

CHIMISTE - MANUFACTURIER

Auteur de l'*Engrais humain dans ses rapports avec l'hygiène publique et l'agriculture;*
De la *Théorie et pratique des engrais;*
Collaborateur de MM. MOLL et GAYOT (*Encyclopédie de l'Agriculteur*), etc.

⸭

« La Chimie est appelée à intervenir d'une manière sérieuse
« dans la solution de cet important problème : Régler la manipula-
« tion des immondices des villes, rendre facile la concentration de
« leurs principes fertilisants et éloigner toute cause d'insalubrité de
« ces amas. »

DUMAS (de l'Institut).

PARIS

IMPRIMERIE DE CH. MARÉCHAL

RUE FONTAINE-AU-ROI, 18.

—

1866

SOMMAIRE

A MONSIEUR DUMAS, DE L'INSTITUT, SÉNATEUR, &c.

*A Monsieur DUMAS, Sénateur, Membre de l'Institut,
Président de la Commission municipale de Paris, etc.*

MONSIEUR ET ILLUSTRE MAITRE,

Tout pénétré encore de vos anciennes leçons, dont le souvenir se trouve ravivé par l'entretien récent que vous avez daigné m'accorder, j'essaye de contribuer, par cette Note, à la défense et à la propagation des principes d'hygiène publique, que chacun recherche en ces tristes temps d'épidémie.

Il y a quelques années à peine qu'on n'osait aborder cet *humble* sujet de l'engrais humain qu'après avoir demandé grâce au lecteur pour les détails dans lesquels il fallait entrer. Aujourd'hui, le sujet s'impose de lui-même, soit en raison des circonstances, soit parce qu'on apprécie mieux l'utilité de ces études, qui ont pour objet, suivant votre énergique langage, *de rendre l'agriculture moins dévastatrice en lui donnant les moyens de reconstituer le sol, et de permettre à la population urbaine, en utilisant ses immondices, de ne point consommer son suicide* (1).

Vous avez tant élargi l'horizon de la science chimique, que le public doit être tenu au courant de ces progrès qui l'intéressent; il pourrait la croire impuissante et désarmée, en

____

(1) Dumas, *Rapport à l'Empereur.* — *Enquête officielle sur les Engrais.*

lisant un nouveau Document officiel, émané d'une haute autorité, qui me paraît distribuer, aujourd'hui, les enseignements
arriérés d'un autre âge (1).

Vous l'avez dit : lorsqu'il s'agit d'une grande agglomération d'individus, chaque maison peut être assimilée à un
établissement insalubre ; il y a là production incessante de
matières en voie de putréfaction. Cette putréfaction se manifeste par des gaz qui enveloppent maintenant nos organes,
qui les imbibent, qui les étiolent, lorsqu'ils ne les tuent pas.

Que faut-il faire, cependant, de ces gaz infects, moins
visibles sans doute, mais bien autrement dangereux que cette
fumée des usines dont l'autorité publique prescrit la complète combustion ? Faut-il déplacer les gaz méphitiques, en
les rejetant un peu plus haut dans l'atmosphère de la cité ?
C'est l'avis de la Commission des logements insalubres de
Paris. Faut-il, au contraire, les fixer chimiquement, non-
seulement pour les empêcher de nuire à la population, mais
afin de les tenir en réserve pour la fécondité des champs ?
C'est là votre pensée, votre patriotique pensée, c'est celle
que je défends pratiquement aujourd'hui et depuis quinze
ans, assuré que je poursuis une œuvre vraiment utile.

Il est étrange d'avoir à défendre de telles causes, qui,
ramenées à ces termes simples, sont purement du domaine
du sens commun.

Dans votre haute et lumineuse exposition de *Statistique
chimique*, vous représentez ces deux forces naturelles, agis-
sant en sens inverse : le *végétal* qui prépare lentement la
matière organique, puis l'*homme* et l'*animal* qui la consom-
ment, la modifient.

Mais les modifications imprimées par la digestion animale
préparent la nourriture du végétal.

(1) Rapport général de la Commission des logements insalubres de Paris, pendant les
années 1862-3-4-5.

Quand l'animal excrète des substances devenues répugnantes ou dangereuses pour lui, il ne fait qu'alimenter une source de reconstitution végétale.

Quand l'animal respire, il change encore la composition de l'air pur inspiré par lui, de telle manière qu'en éliminant de ses poumons un gaz dangereux, — l'acide carbonique, — il ne fait que créer l'air respirable pour la plante.

En mettant ainsi face à face les deux règnes organiques qui se renvoient leurs effluves comme un bienfait, vous avez établi une merveilleuse loi d'équilibre naturel, résultant de leur antagonisme même ; et c'est là un de vos principaux titres de gloire scientifique.

Mais cette transformation de la matière organisée par le végétal en une substance dont la désorganisation commence dans l'animal lui-même, se manifeste par des gaz impropres à nos organes, dangereux, mortels pour eux. Il faut s'affranchir de leur contact.

Personne ne sait encore le lien qui rive, sans doute, ces causes délétères à ces épidémies cholériques que vous avez contribué à combattre. C'est encore là un domaine mystérieux ouvert aux recherches, qui seront fécondes, assurément, et nous livreront, un jour prochain peut-être, le secret des grands ravages que les populations subissent.

Un rapprochement me vient à l'esprit. Il n'y a pas plus de 90 ans que chacun considérait encore la moffette des fosses d'aisances comme un mal impénétrable dans sa source. Que de victimes n'a-t-elle pas faites dans les siècles qui ont précédé l'année 1773 ! Ce méphitisme invisible, qui frappait si souvent d'asphyxie les gadouards, trouvait la science inhabile à le prévenir et à le combattre. Mais voici que les savants qui fondaient alors la science chimique, — Lavoisier, Fourcroy, Hallé, Guyton-Morveau, — recherchent les causes de ce phénomène : elles leur apparurent bientôt avec un remède propre à en détruire les funestes effets.

Quand on lit les écrits généreux de cette époque, on se sent pénétré et réchauffé de l'ardeur qui entraînait vers ces découvertes utiles. On est alors attiré vers l'étude de ces *inconnues* d'aujourd'hui, je veux dire des causes génératrices des épidémies qui s'acclimatent parmi nous, en moissonnant tant de victimes.

Ces investigations, qui ne sont point sans dangers, mettront la cause *à nu* assurément, et le remède aussi. Les deux découvertes auront encore le même berceau.

Mais au lieu de répéter devant vous mes désirs et ces aspirations, il convient mieux de constater simplement que la voix populaire s'est unie à celle de la science, à toutes les époques, pour proclamer la nécessité des mesures sanitaires, afin de circonscrire le fléau, et, en tous cas, pour assurer le bien-être des populations.

Dans ces quelques pages, soumises à votre haute science, je limiterai ces recherches, qui résultent d'une longue expérience, *aux efforts tentés et aux moyens pratiqués, dans la direction sanitaire, par la ville de Paris.* J'insère ici des Documents statistiques beaucoup trop ignorés, qui témoignent de la haute sollicitude de l'Administration municipale.

Il y a donc des chiffres à produire, des procédés et des améliorations à faire connaître ; il y a aussi des réformes à signaler et, enfin, des erreurs funestes à combattre.

Si ces erreurs radicales ne venaient pas de se manifester, j'aurais sans doute éloigné encore la publication de ce travail rapide ; mais les projets de la Commission des logements insalubres me paraissent si fâcheux, et l'autorité qui s'attache à ses travaux a toujours été si légitime et si bien méritée, que j'ai considéré comme un devoir de hâter la préparation de cette Notice, aujourd'hui restreinte au sujet spécial qui fait l'objet de cette importante controverse.

Croyant à la diffusion immédiate et au transport rapide des gaz méphitiques jusques dans les hautes régions de l'atmosphère, la Commission des logements insalubres propose le rejet libre, dans l'air, des émanations provenant des fosses d'aisances parisiennes. Tous ces vomitoires, — il y en a 90,000 (1), — verseront à flots leurs effluves dans l'atmosphère déjà impure de la grande cité, et ceci nous est représenté comme « le seul remède efficace contre le mal. » (*Rapp.* page 31). Il me semble qu'il ne convient plus de déverser ces immondices gazeuses dans cette place publique qui est au-dessus de nos têtes. Ma répulsion a grandi encore quand j'ai vu tous les hygiénistes s'accorder pour reconnaître que les odeurs des déjections cholériques constituent le principal mode de propagation épidémique.

C'est donc contre une telle tendance que je m'élève. Ce ne serait point là une *amélioration considérable*, ni une étape fournie sur la voie du progrès ; ce serait un déraillement.

J'ai présente à la mémoire la remarque que vous me signaliez à ce propos, il y a un mois à peine, du haut de votre villa, j'allais dire de votre Observatoire de Bellevue, qui domine Paris : « C'est une erreur de croire que les émana-
« tions vont rapidement se perdre bien haut au-dessus de la
« Ville ; ces émanations constituent sur elle, en temps calme
« surtout, une atmosphère et comme une calotte visible qui
« n'atteint pas une grande hauteur. »

---

(1) Nombre de fosses fixes dans Paris............................... 70,000
    »   des tonneaux simples ou fosses mobiles............ 14,000
    »   des fosses avec diviseurs portatifs............ 650
    »   des fosses avec diviseurs fixes.................... . 1,575
    »   des fosses qui laissent perdre les liquides à l'égout... 1,286

                                                            17,511

Total....................................... 87,511

Les principes sont émis ou défendus par vous, Monsieur et savant maître ; ils sont hors d'atteinte.

Quand je signale les moyens pratiqués ou projetés, j'ajoute des remarques qui sont mon œuvre ; s'il y a quelques erreurs ici, elles me sont imputables ; je suis disposé à rectifier celles qui me seraient indiquées.

Paris, octobre 1866.

Maxime PAULET.

I^{RE} PARTIE

Considérations sur les causes générales d'insalubrité et sur les moyens d'y remédier ;

Renseignements statistiques et chimiques sur les procédés désinfectants appliqués par la Ville de Paris aux urinoirs publics et aux bouches d'égoûts.

CAUSES GÉNÉRALES D'INSALUBRITÉ

MOYENS EMPLOYÉS A PARIS POUR Y REMÉDIER

Dans toutes les cités, mais plus particulièrement dans notre grande métropole, il faut considérer ces trois zones distinctes qui contribuent à l'impureté de l'air respiré par les habitants :

1° La couche souterraine, formée de fosses d'aisances et sillonnée de canaux, d'égoûts, qui recèlent ou transportent les immondices fluides ;

2° La couche terrestre, représentée par la voie publique, les habitants et leurs demeures ;

3° La couche supérieure qui constitue l'atmosphère même de la ville.

Mon projet n'est certes point de m'appesantir ici sur ces détails importants qui exigeraient un gros volume. Cette étude graduelle et ascendante viendrait démontrer l'action funeste qu'exercent les eaux d'égoûts, la surface de la voie publique, les habitations et leurs fosses d'aisances, sur ce produit dernier et essentiel : l'atmosphère de la cité.

Cette atmosphère est la résultante de ces causes diverses, et sa pureté se mesure aux précautions prises et aux soins employés. Les recherches relatives aux égoûts, au nettoyement de la voie publique, aux déjections, n'ont donc qu'un but et un point culminant : *assainir la ville, en dimi-*

nuant la portion de gaz morbides infusés incessamment dans l'atmosphère urbaine, laquelle vivifie ou altère notre sang.

Cette préoccupation a été celle des édiles dans tous les temps. Dès qu'il y a une grande agglomération d'individus, il naît des dangers qu'il faut prévenir. Si je rappelais ici les soins apportés dans quelques cités antiques pour entretenir cette exacte propreté ; si je citais les règlements qu'avait produits cette vigilance, on serait peut-être surpris de trouver des enseignements dont nous pourrions encore quelquefois tirer profit. Néanmoins, la science a fait de grands progrès ; mais utilisons-nous bien toutes les ressources qu'elle nous offre ?

Il reste à faire un très-utile travail comparatif qui consisterait à placer face à face les mesures d'hygiène publique adoptées dans les anciennes et resplendissantes cités, et les mesures employées dans nos villes modernes, en projetant sur ce double sujet les rayons de la science actuelle.

Les anciens savaient, comme nous, que les grands moyens de salubrité publique consistent à élargir les voies urbaines, à faire affluer l'air, la lumière et l'eau ; à donner aux égoûts des dimensions et des pentes suffisantes pour que les liquides impurs soient rapidement éliminés ; à créer des établissements publics balnéaires, etc.

La science moderne a fait une conquête qui établit une ligne saillante de démarcation : à ces grands moyens de salubrité, elle a ajouté les méthodes chimiques qui complètent les premières mesures et les rendent plus efficaces. C'est là assurément la véritable distinction qu'il convient d'établir entre les connaissances anciennes et les connaissances modernes sur ce sujet.

La ville de Paris subit une véritable transformation. Les rues étroites du moyen âge sont remplacées par de larges voies ; les ruisseaux s'empressent de soustraire aux regards et à l'odorat les liquides qui vont se perdre dans les égoûts plus nombreux et mieux dirigés ; des jardins publics sont destinés, par leurs plantes, à la purification de l'air, et par leur espace, à l'agrément des habitants ; des rivières sont détournées de leur cours naturel pour aider à la salubrité de la ville.

En constatant ces grands progrès et en louant sans réserve les administrateurs et les ingénieurs qui les accomplissent, je demande cependant s'il ne reste pas quelque chose à faire. Ces égoûts, chargés de fluides impurs, ne nous renvoient-ils pas, par leurs innombrables *bouches* ouvertes dans les rues, une atmosphère infectée? Je sais bien qu'en ces temps d'épidémie surtout, on entoure ces ouvertures d'une mince et blanche couronne de chlorure de chaux. Mais pense-t-on arrêter ainsi le courant des émanations? Est-ce un écran efficace ?

Le sol de la voie publique est nettoyé, il est balayé par une légion d'agents ou par des machines. L'eau afflue toujours plus abondante. Cette partie si importante du service municipal est en progrès évident et a réalisé des améliorations considérables (1). Mais ce sol, toujours imbibé de matières corruptibles, a-t-il été analysé comme il convient? A-t-on déterminé, sur divers points, les exhalaisons ammoniacales qui résultent de ces incessantes décompositions organiques? A-t-on tenu compte des corpuscules qui, dans de telles conditions, accompagnent le dégagement ammoniacal? A-t-on multiplié cet effet, — si faible lorsqu'il est limité à un point du sol, — par l'immense surface de la cité? A-t-on computé alors son action totale et funeste? Et, par dessus tout, a-t-on fait usage de ces moyens faciles qui consisteraient à met-

(1) Il est confié aux Ingénieurs des Ponts et Chaussées, sous la direction de M. Vaissière, Ingénieur en chef.

tre, dans les tonneaux d'arrosement, un centième de sel de zinc, par exemple? On obvierait ainsi aux inconvénients signalés. — Le chlorure de chaux devrait être proscrit ici, parce qu'il aurait pour effet de provoquer bientôt une décomposition plus intense des matières organiques.

Mêmes remarques et mêmes améliorations pour les égoûts.

Et les fosses d'aisances? Que de gaz méphitiques répandus dans l'air par elles! mais ici je m'arrête, puisque c'est le principal objet que je me propose d'étudier dans les pages qui vont suivre (2ᵉ partie).

Au seuil même de cette étude qui, par son sommet touche à des questions vitales, il faut donc reconnaître qu'on a oublié l'usage ou qu'on fait un usage insuffisant de ces méthodes chimiques, récemment créées et destinées à compléter les grandes mesures d'assainissement. Les chiffres vont préciser la situation.

La ville de Paris a tenté, depuis peu de temps, l'application de ces réactifs chimiques, qui se trouve restreinte jusqu'ici à quelques aspersions de chlorure de chaux dans les urinoirs et aux bouches des égoûts. C'est là le seul concours qu'elle ait demandé à ces puissants moyens d'assainissement (1); encore faut-il ajouter que ce chlorure de chaux n'intervient qu'au moment des chaleurs ou en temps d'épidémie. Il y a là une lacune évidente que les agents supérieurs de l'Administration n'hésiteront pas à combler.

Le tableau suivant indique la consommation de chlorure de chaux absorbée par le service municipal de Paris pendant l'année 1865 et les neuf premiers mois de cette année 1866. Ces quantités ont été employées aux urinoirs ou aux bouches

---

(1) Je ne parle pas ici de la large application de ces moyens chimiques faite par la Ville de Paris dans l'intérieur de tous ses établissements; il en sera question dans la 2ᵉ partie (*Fosses d'aisances*).

d'égoûts dans les limites de Paris, telles que ces limites existaient avant la récente annexion.

Année 1865 : Janvier......................... ⎫
     Février......................... ⎬ néant.
     Mars........................... ⎭
     Avril........................... 643 kilogr.
     Mai et juin..................... 823 »
     Juillet et août................. 909 »
     Septembre....................... 866 »
     Octobre *(choléra)*............. 13,159 »
     Novembre........................ 2,914 »
     Décembre........................ 1,313 »

            20,627 kilogr.

Année 1866 : Janvier et février.............. 927 kilogr.
     Mars............................ 888 »
     Avril........................... 965 »
     Mai............................. 1,275 »
     Juin............................ 1,693 »
     Juillet *(choléra)*............. 3,801 »
     Août et septembre............... 5,071 »

            14,620 kilogr.

Il est plus difficile de recueillir les renseignements relatifs aux communes récemment annexées à Paris ; mais c'est l'avis des personnes compétentes que la part afférente à ces communes annexées doit être sensiblement égale.

La ville actuelle de Paris, dans son entier, consomme donc annuellement 40,000 kilogr. de chlorure de chaux, représentant une dépense de 18,000 francs.

Ces chiffres accuseraient une parcimonie bien grande, si je ne répétais que c'est là un simple début et comme une initiation à l'emploi des puissants moyens chimiques d'assainissement qui sont mis à sa disposition. Il résulte de ces chiffres, applicables à une population de 1,800,000 âmes, que

La dépense annuelle, par individu, est de 1 centime.

     Idem,   idem.   **22 grammes de chlorure de chaux.**

Or, le budget des dépenses municipales de Paris étant de 150,000,000 de francs, on voit que la dépense afférente ici à de tels moyens chimiques d'assainissement est égale seulement à $\frac{1}{7.500}$ des dépenses totales. Evidemment ce n'est pas assez.

J'exprime le vœu qu'il soit fait une application plus généreuse de ces moyens, sans attendre que les fléaux épidémiques nous y contraignent. Il vaut toujours mieux prévenir que réprimer. Ce vœu sera pris en considération; j'en puise l'assurance dans la sollicitude éclairée des administrateurs actuels.

Le chlorure de chaux, exclusivement appliqué dans ces circonstances par la ville de Paris, est-il bien choisi pour une telle fin? Ne vit-il pas un peu trop de son ancienne réputation? Par exemple, lorsque le chlorure de chaux est répandu dans les urinoirs publics, il commence par exercer son action d'une manière très vive, trop vive, mais elle se dissipe bientôt avec le chlore gazeux qui s'en échappe. Il ne reste plus alors sur la voie publique que le corps fixe, c'est-à-dire la chaux qui salit le sol, provoque un dégagement plus abondant de l'ammoniaque urinaire, dès que le chlore s'est dégagé et n'est plus renouvelé.

Le chlorure de chaux a bien d'autres inconvénients sur lesquels je ne veux pas insister en ce moment. Il faut bien lui reconnaître certains avantages intrinsèques, et aussi l'avantage essentiel de frapper la vue et l'odorat du public, rassuré par ces précautions saisissantes.

D'autres produits chimiques pourraient sans aucun doute se substituer avantageusement au chlorure de chaux et produire, avec même dépense, un effet utile bien plus considérable.

IIᵉ PARTIE

ASSAINISSEMENT DES FOSSES ET CABINETS D'AISANCES.

I. **Moyens de ventilation.** — Anciens Réglements et Projet nouveau de la Commission des logements insalubres de Paris.

II. **Procédés chimiques.** — Fixation des gaz méphitiques. — Moyens d'assainissement proposés par M. Paulet et employés aujourd'hui dans les écoles communales et dans tous les établissements publics de Paris. — Renseignements historiques et statistiques. — Dépense annuelle par individu, etc.

III. **Projets.** — Examen sommaire de quelques procédés chimiques récemment proposés.

Résumé et Conclusion.

I.

VENTILATION DES FOSSES D'AISANCES.

Combien de siècles n'a-t-il pas fallu pour obliger chaque propriétaire parisien à établir chez lui, dans les profondeurs du sol, ce réceptacle qu'on a désigné sous le nom de *fosse à retrait* ou de fosse d'aisances? L'ancien droit coutumier de Paris (art. 193) en faisait une obligation expresse, avant même que l'édit de François Ier (en 1539) réitérât ces prescriptions, renouvelées encore par tous ses successeurs jusqu'au commencement de notre siècle.

Mais, enfin, voici les fosses d'aisances créées; elles sont closes et n'offrent aux gaz méphitiques qu'une issue, c'est-à-dire que ces gaz peuvent s'échapper seulement par l'ouverture même qui a servi à conduire les déjections dans ce cloaque inférieur. Il a fallu encore quelques centaines d'années pour reconnaître que cette disposition offrait un double inconvénient : le premier, c'est de ramener les gaz dans la demeure elle-même, en distribuant ainsi aux habitants, sous une forme aérienne, les excréments dont ils se croyaient débarrassés : c'était un empoisonnement lent. Le second inconvénient apparaissait au moment des vidanges; l'air confiné de la fosse frappait souvent de mort les ouvriers gadouards : l'intoxication était ici immédiate.

C'est pour remédier surtout à ce dernier danger qui saisissait plus les regards, qu'une ordonnance de septembre 1819 vint enfin prescrire la création d'un tuyau d'évent. La base de ce tuyau s'ouvre sur la voûte de la fosse, tandis que son sommet va se perdre au-dessus des toits où il doit amener les gaz infects. Ces prescriptions subsistent intégralement encore aujourd'hui.

Les avantages et les inconvénients de ce règlement de 1819 furent bientôt manifestes. Le tuyau d'évent réalisait l'avantage incontestable pour lequel il avait surtout été créé, en mettant un terme à ces atmosphères confinées, si dangereuses pour le moment des vidanges. Un autre avantage, c'était d'éloigner les gaz infects qui envahissaient les habitations.

Malheureusement, ce dernier résultat n'était pas toujours obtenu, tant s'en faut. Les gaz, indociles aux ordonnances de police, ne suivent pas la voie qui leur a été prescrite. L'air extérieur descend très souvent par le tuyau de ventilation, traverse la fosse, se charge de tous les gaz odorants et pénètre dans la demeure, aggravant ainsi le mal ancien.

Le savant d'Arcet eut alors (en 1822) la pensée de mettre à profit les errements modifiés de l'ancienne compagnie de vidanges (dite le *ventilateur*); il surchauffa la colonne d'air du tuyau d'évent, de manière à déterminer un courant ascensionnel continu, évitant ainsi ces fâcheux remous. L'aspiration était produite par la combustion non interrompue de matières inflammables, ou bien encore en mettant en communication ce même tuyau avec une cheminée échauffée. Cette innovation était heureuse; pouvait-elle devenir générale et pratique? Elle fut appliquée à l'hôpital Saint-Louis, dans toutes les prisons et dans bon nombre d'autres établissements. Mais des vestales auraient été nécessaires pour entretenir ces foyers sans cesse allumés. Il est vrai qu'on tenta d'échapper à cette servitude continue, en installant soit une lampe allumée, soit même une veilleuse au milieu du tuyau d'évent; c'était plus facile sans doute, mais ce n'était plus efficace, car le faible échauffement de la colonne atmosphérique ne parvenait pas à contrebalancer l'effet inverse du plus petit courant d'air froid qui venait s'abattre sur le sommet du tuyau d'aération.

La commission des logements insalubres propose, aujourd'hui, un retour vers ce passé abandonné, oubliant que les conquêtes chimiques ont mis à notre disposition les moyens de fixer économiquement ces gaz dont elle conseille la déperdition.

La partie capitale du rapport de la commission, je pourrais même dire que son travail tout entier, a pour objet les fosses et cabinets d'aisances, parce que « parmi les causes « d'insalubrité, il y en a une qui se présente avec plus de « fréquence et de gravité que toutes les autres : c'est l'infec-« tion qui provient des cabinets d'aisances. » (*Rapp.* p. 52.)

Je résume ses propositions :

1° Pour faire disparaître des maisons ces gaz délétères, le problème « ne paraît pouvoir être résolu qu'au moyen d'un procédé de venti-« lation capable d'entraîner dans l'atmosphère, balayée par les vents, « tous les gaz qui se dégagent des fosses. » *(Rapp. p. 9.)*

2° Cette ventilation forcée, obtenue soit par des moyens mécaniques, soit par la combustion du gaz d'éclairage, « constitue le *seul* remède « *absolument et exclusivement* efficace contre le mal. » *(Rapp. p. 31.)*

3° La Commission pense, enfin, qu'au lieu de les retenir dans la fosse, « il vaut mieux que ces gaz aillent se perdre dans l'atmosphère « au-dessus des toits, *où rien ne prouve qu'ils soient une cause d'insalu-* « *brité.* » *(Rapp. p. 55.)*

Voilà le rapport condensé et ramené loyalement à sa plus simple expression, sans aucune pensée de critique ou de polémique.

J'examine sommairement ces formules :

1° Pourquoi la ventilation paraît-elle le moyen *absolument* et *exclusivement* efficace de nous débarrasser des effluves putrides? N'avons-nous pas les moyens *préférables* de les fixer?

Pourquoi nous priver de cette richesse agricole, en infectant l'atmosphère de la cité? Je rappelle cette pensée de M. Dumas : « c'est une erreur de croire que les émanations « vont rapidement se perdre bien haut, au-dessus de la ville; « ces émanations constituent sur elle, en temps calme sur- « tout, une atmosphère et comme une calotte visible qui n'at- « teint pas une grande hauteur. »

2° Comment obtient-on cette ventilation? Est-ce par des moyens mécaniques? Est-ce par la combustion du gaz d'é-clairage? C'est cette dernière application qui paraît être pré-férée.

Suivons la commission pas à pas, dans cette partie pratique; c'est une étude essentielle qui permet de se trouver, enfin, face à face avec les impossibilités d'application :

Page 10 : « *Dès à présent*, nous pensons qu'on peut consi- « dérer comme donnant de bons résultats l'emploi d'un bec « de gaz convenablement placé dans le tuyau d'évent, et, « *peut-être*, certains appareils mécaniques. »

Et un peu plus loin, page 48 :

« La ventilation énergique (des fosses) s'opère soit à l'aide « d'un mécanisme mis en mouvement par une force motrice « quelconque, soit par un tuyau d'appel dans lequel on al- « lume un bec de gaz d'éclairage dont le tirage détermine un « courant. Chacun de ces procédés de ventilation a été appli- « qué dans certaines localités et a fonctionné *souvent* avec « régularité : *Cependant, par suite de la dépense et des soins* « *continus qu'ils exigent, de la difficulté qu'on éprouve à les*

« *poser dans les emplacements défavorables* (1), et aussi par
« suite de la résistance que rencontre toute innovation, *ils*
« *n'ont pas reçu encore d'applications assez nombreuses pour*
« *qu'on puisse être certain qu'ils rendent l'emploi de tout autre*
« *moyen inutile.* »

Ceci est bien ; mais alors pourquoi dire à la page 31, que
« c'est le *seul* remède *absolument* et *exclusivement* efficace
« contre le mal? »

Comme il ne s'agit pas ici de faire ressortir des hésitations
ou des contradictions, je poursuis et je pénètre plus avant
encore dans la partie pratique du problème, pour sonder la
valeur de la solution offerte.

Page 62 :

« La consommation du gaz sera de 624 litres par 24 heures,
« au prix de 30 c. par mètre cube, soit une dépense de 19 c.
« par jour ou de 69 à 70 francs par an. »

C'est déjà bien coûteux ; cette dépense est néanmoins in-
suffisante ; lisons la page 63 :

« L'office principal du tuyau d'évent est de limiter la pres-
« sion des gaz contenus dans la fosse, et il ne peut être em-
« ployé d'une manière certaine qu'à la ventilation d'un seul
« *siége béant* et du tuyau de chute. Quant aux autres siéges,
« il convient qu'ils soient pourvus de fermetures hermé-
« tiques....

« Une autre disposition plus dispendieuse, mais entière-
« ment efficace (les autres dispositions ne sont donc pas effi-
« caces?) consiste à fermer le bas du tuyau de chute par un
« appareil Rogier-Mothes ou par une simple cuvette hydrau-
« lique, et à établir pour chaque siége un conduit de venti-
« lation aboutissant à une cheminée générale d'évacuation..·

____

(1) On a voulu dire *favorables,* sans doute.

« *Ce système ne laisse rien à désirer, parce que chaque siége*
« *est ventilé par un bec de gaz spécial.* »

Ceci est clair maintenant : la commission nous fait savoir
que la ventilation n'est entièrement efficace qu'à la condition
de pourvoir d'un bec de gaz chaque siége d'aisances. En mul-
tipliant le nombre de becs par la dépense annuelle que chacun d'eux occasionne (soit 70 fr.), on arrive à un résultat
radicalement impossible, soit qu'on examine les difficultés
d'installation, soit qu'on ait égard à la dépense considérable
qu'entraîne la combustion incessante du gaz.

J'ajoute que la ventilation, par un *seul bec* de gaz, a été
tentée déjà, il y a huit ans environ, dans les latrines de l'hôpital militaire du Val-de-Grâce. La commission, nommée
par le ministre de la guerre et dont M. Poggiale faisait partie, reconnut qu'un seul bec de gaz dans un large tuyau
d'évent était absolument sans effet, parce que la flamme
échauffait seulement la petite colonne d'air placée au-dessus
d'elle, pendant que des courants inverses d'air froid léchaient
les parois du tuyau et descendaient dans la fosse, annulant
ainsi l'effet de la combustion.

J'ajoute, enfin, qu'un système de ventilation par l'air chaud
avait été appliqué par la Ville de Paris dans tous les cabinets
d'aisances du Palais de Justice. M. Duc, architecte en chef,
et M. Lemaitre, architecte-inspecteur, constatent qu'on a été
obligé de recourir, depuis un an, à mon système chimique
d'assainissement, appliqué en vertu d'un Arrêté préfectoral,
et que, depuis cette époque, *les plaintes fréquentes qui avaient*
lieu précédemment ont entièrement cessé, que tous les miasmes
méphitiques et mouches ont disparu, que le tartre adhérant aux
parois des urinoirs a été radicalement enlevé.

Je borne là ces remarques et ces citations, ne voulant pas
faire ressortir davantage les impressions successives qui ré-

sultent de la lecture de ce Rapport : l'affirmation, bientôt tempérée par le doute, se heurtant enfin à l'impossible.

Aussi, me paraît-il inutile de suivre la commission dans l'examen qu'elle fait d'un ventilateur à force centrifuge, véritable tarare dont les palettes rapides aspirent l'air de la fosse pour le chasser dans le tuyau d'évent, la commission déclarant elle-même, en forme de conclusion « que ces di- « verses observations tendent à faire penser que, pour les « maisons particulières, il peut ne pas être nécessaire de « recourir à une ventilation énergique et continue, et il est « utile que des nouvelles observations soient faites à ce point « de vue particulier. » (*Rapp*. p. 68.)

En résumé, la combustion du gaz, dans les conditions où son concours pourrait être efficace, est beaucoup trop coûteuse, et son application ne peut être généralisée ; les autres procédés sont à l'étude : voilà la situation.

3° Toutes ces dépenses, ces difficultés, ces impossibilités, tendent à quoi ? A évacuer des gaz infects dans l'atmosphère de la ville, la commission ajoutant « qu'il vaut mieux que « ces gaz aillent se perdre dans l'atmosphère, au-dessus des « toits, *où rien ne prouve qu'ils soient une cause d'insalubrité,* « plutôt que de les retenir dans un état de compression, sous « le sol des lieux habités. » (*Rapp*. p. 55.)

Mais personne ne veut revenir à ces temps où les gaz méphitiques étaient comprimés dans les fosses ; d'une manière générale, le tuyau d'évent a été un bienfait. Le poison, qui était concentré jadis, a été plus dilué, plus étendu, et son action est devenue moins funeste ; c'est évident. Mais aujourd'hui, je demande : Y a-t-il, oui ou non, des moyens pratiques de fixer ces gaz fétides ? Si ces moyens existent, n'est-il pas oiseux de discuter plus longtemps la question de savoir s'il vaut mieux que les fosses aient des tuyaux d'évent ou bien s'il convient de supprimer ces tuyaux?

Fixez ces gaz infects d'abord et laissez l'air librement pénétrer. N'est-ce pas plus rationnel? Notons ici que la fixation de ces gaz méphitiques, — une richesse agricole, — coûte bien moins cher que tous ces moyens si incertains de déperdition forcée qui ont été signalés.

Quand la commission ajoute que dès que ces gaz sont arrivés au-dessus des toits « *rien ne prouve* qu'ils soient une « cause d'insalubrité, » elle émet une idée erronnée.

Puisque la commission des logements insalubres reconnaît elle-même, dans ses visites journalières, « que parmi les « causes d'insalubrité, il en est une qui se présente avec plus « de fréquence et de gravité que toutes les autres : c'est l'in- « fection qui provient des cabinets d'aisances ; »

Puisque le sens vulgaire constate, avec la commission elle-même et avec les statistiques sur la longévité de la vie humaine, que l'atmosphère des grandes villes est moins sa- lubre que celle des champs, parce que dans les grandes cités les causes d'infection abondent ;

Est-il exact d'affirmer qu'il suffit de jeter au-dessus des toits ces gaz infects des fosses d'aisance, pour qu'ils cessent d'être une cause d'insalubrité?

Il me semble que la logique exacte trace ici cette voie : Les gaz des fosses sont toxiques ; répandus dans une grande masse d'air, l'énergie de leur action décroît en raison de leur dilution même ; mais *tout prouve* qu'ils constituent encore une puissante cause d'insalubrité.

Et cela est si juste, que puisque la commission reconnaît la nocuité de ces gaz lorsqu'ils sont concentrés, elle aurait dû établir, sur des faits, la preuve qu'ils cessent d'être nui- sibles, lorsqu'ils sont étendus.

L'air d'une grande cité, c'est-à-dire la principale nourriture de tous ses habitants, ne peut être ainsi abandonnée aux hésitations de cette formule douteuse. L'air surtout doit être, comme la femme de César, à l'abri du soupçon.

Si je ne m'abuse, j'ai démontré :

Qu'en principe, on ne saurait judicieusement poursuivre ces recherches de ventilation pour nous débarrasser du contact immédiat des gaz méphitiques, qu'autant que nous n'aurions aucun procédé pour les fixer chimiquement ;

Et que même ces moyens de ventilation proposés sont insuffisants, inefficaces ou tellement dispendieux qu'il faudrait en réserver l'application à quelques établissements publics, laissant en dehors de leur action les maisons particulières ;

Qu'enfin, ces gaz, même dilués dans l'atmosphère, exercent encore sur les habitants l'action la plus funeste dans les temps ordinaires et la plus terrible peut-être en temps d'épidémie.

Pour que cette étude soit complète, il me reste donc à prouver que les moyens chimiques existent, et qu'ils sont praticables et pratiqués.

II.

PROCÉDÉS CHIMIQUES POUR FIXER LES GAZ FÉTIDES
DES FOSSES D'AISANCES.

APPLICATIONS FAITES PAR M. PAULET DANS LES ÉCOLES COMMUNALES
ET TOUS LES ÉTABLISSEMENTS PUBLICS DE PARIS.

DÉPENSE PAR INDIVIDU. — RENSEIGNEMENTS STATISTIQUES.

Les moyens chimiques affectés à la fixation des gaz méphitiques des fosses d'aisances sont maintenant pratiqués
dans tous les établissements publics de Paris, en attendant que
quelque règlement de police sanitaire en prescrive l'usage
dans toutes les maisons particulières.

Nous ne sommes plus dans ces régions de la ventilation,
remplies d'hypothèses, de doutes, d'hésitations; nous avons
quitté ces courants et contre-courants d'affirmations.

Il y a ici :

Certitude complète du résultat hygiénique ;
Economie relative;
Production d'engrais et conservation d'une richesse agricole.

Le traité de Guyton-Morveau (*les moyens de désinfecter
l'air*) démontre qu'on n'ignorait pas, à la fin du siècle dernier, l'action désinfectante exercée par les sels de fer, de
zinc, de cuivre, de plomb.

Néanmoins, l'application réglementaire de ces sels n'a été

faite, à Paris, qu'en l'année 1849 (ordonnance de police du 12 décembre 1849). « Il est expressément défendu de pro-
« céder à l'extraction et au transport des matières contenues
« dans les fosses d'aisances fixes ou mobiles, avant d'en
« avoir opéré complétement la désinfection. » ·

Cet article premier définit bien le but de l'ordonnance. Il s'agit toujours de l'assainissement des déjections *au moment où les vidangeurs viennent en opérer l'enlèvement.*

Mais l'administration municipale de Paris comprit que si c'était un bienfait évident de soustraire les individus aux inconvénients et aux dangers des passagères opérations de la vidange, il restait à réaliser un bienfait plus important encore : l'assainissement constant et durable de ces fosses d'aisance dont nous respirons incessamment les émanations.

Je provoquai cette première expérience qui fut faite en 1849 dans quelques établissements scolaires municipaux. Ma demande décida la Préfecture de la Seine à m'accorder l'autorisation de démontrer, à mes frais, que le résultat était certain, peu coûteux, facile à obtenir. Le savant docteur Béhier fut choisi pour suivre ces essais. Avec lui, nous pûmes constater d'abord l'état infect des cabinets scolaires. Des bandelettes de papier blanc, empreigné de carbonate de plomb, furent abandonnées, pendant dix minutes, dans l'atmosphère méphitique des cabinets d'aisances : le papier devint *noir* et révéla la présence d'une si grande quantité d'hydrogène sulfuré vénéneux, qu'il n'était douteux pour personne que cette atmosphère devait avoir les plus fâcheux effets sur la délicate organisation des enfants. Ces papiers furent soigneusement renfermés, par M. le docteur Béhier, entre deux lames de verre, afin de rapporter au Préfet un échantillon inodore des émanations qu'il fallait combattre. Ces résultats furent constatés à l'école congréganiste des garçons, située rue Saint-Bernard ; à l'école congréganiste de l'impasse des Minimes; puis aux écoles de la Halle aux draps et du faubourg Saint-Honoré. Ces derniers cabinets étaient alors, comme ils sont encore aujourd'hui, situés dans les classes mêmes et faisaient atmosphère commune avec elles.

Cette expérience d'assainissement, par la fixation constante des gaz méphitiques au moyen de réactifs chimiques, fut poursuivie pendant quatre mois et donna des résultats si favorables que l'administration se décida à renouveler cette expérimentation qui fut étendue à tous les établissements scolaires communaux, au nombre alors de 139. On mit à la disposition des concierges les réactifs désinfectants nécessaires; il suffisait d'en verser, chaque jour, une petite dose dans les cabinets. Mais l'incurie de ces agents rendit illusoire cette excellente mesure; ils se dispensaient du soin de verser le réactif, de telle sorte que les émanations persistaient ainsi, avec tous leurs inconvénients et s'échappaient à côté des réactifs destinés à les détruire; le but n'était pas atteint.

Cette épreuve devait avoir un terme en 1855.

Puisque la négligence du concierge était l'obstacle, il fallait exercer une contrainte sur cet agent, ou bien faire intervenir un agent étranger.

L'administration préféra cette dernière mesure. En conséquence, un cantonnier passait régulièrement dans chaque école et opérait un nettoyage désinfectant tous les jours, pendant l'été, — tous les deux jours, durant l'hiver.

Alors, il y eut une véritable transformation dans le régime sanitaire des écoles. Quelques-unes d'entre elles laissaient autrefois échapper de leurs cabinets des odeurs si violemment méphitiques, qu'on était obligé de congédier les enfants et de faire ainsi jachères pendant les mois d'été. Rien de semblable depuis la nouvelle organisation.

Cette épreuve, largement accomplie et tout à fait satisfaisante, décida l'administration préfectorale, sur l'avis même de M. Dumas, à assurer ce service régulier d'assainissement par un marché de trois ans, commencé le 1er janvier 1857. A ce marché a succédé un autre marché pour six années qui témoigne, dans l'arrêté préfectoral annexé, des bons résultats obtenus.

L'excellence de cette mesure est reconnue par tous ; la Commission des logements insalubres constate elle-même que « l'enquête minutieuse à laquelle elle s'est livrée l'auto- « rise à déclarer qu'à part quelques inconvénients de détail, « l'introduction dans nos écoles de ce procédé d'assainisse- « ment a apporté une sérieuse amélioration dans l'entretien « de salubrité des cabinets d'aisances (page 31). » Un témoignage auquel il convient d'attacher le plus grand prix, a été rendu, *à l'unanimité*, par les 300 Directeurs et Directrices des établissements scolaires communaux actuels, lesquels ont signé une note remise à la Préfecture de la Seine pour déclarer « que le service de désinfection des cabinets « d'aisances et urinoirs a procuré *l'assainissement complet* de « ces localités. »

Cette Note a d'autant plus de valeur que les témoins sont directement intéressés à la mesure et en surveillent l'application, *depuis douze ans.*

Aussi, l'inspecteur de l'Académie de Paris, « chargé du « service de l'instruction primaire, certifie que le service « d'assainissement concédé à M. Paulet, chimiste-manu- « facturier, a toujours été très-bien fait, et que les inspecteurs « de l'instruction primaire et les délégués de l'adminis- « tration municipale se sont accordés pour reconnaître « et *pour signaler* les bons résultats du système appli- « qué. »

Inutile de poursuivre et de reproduire les approbations unanimes sur ce point.

Il reste à dire les moyens dont il est fait usage, sauvegardés par des brevets.

La première pensée fut de transformer, en sels absolument neutres, certains composés manganésifères; le résultat désinfectant ainsi réalisé fut excellent. Puis, intervinrent d'autres préparations obtenues par la saturation, au moyen de l'oxide de zinc, de l'acide nitro-sulfurique, résultant en si grande quantité de la fabrication de la nitro-benzine. Un Rapport officiel constate :

« M. Paulet a eu l'heureuse idée d'utiliser les eaux acides
« qui proviennent de la fabrication de la nitro-benzine; ces
« eaux sont généralement formées d'acide azotique et d'acide
« sulfurique, tenant en dissolution quelques produits gou-
« dronneux et une certaine quantité de nitro-benzine. Après
« saturation de ces acides par l'oxide de zinc, il en résulte
« un mélange de sulfate et d'azotate de zinc véritablement
« parfumé par la nitro-benzine. En faisant réagir ce liquide
« mixte sur les matières fécales, les sels de zinc portent
« leur action sur le sulphydrate d'ammoniaque, et le fixent
« à la manière ordinaire; l'odeur de la matière fécale ayant
« disparu fait place à l'odeur agréable de la nitro-benzine.
« Le liquide de M. Paulet peut encore porter son action au
« delà de la limite d'une désinfection immédiate, il désin-
« fecte par ses sels métalliques et peut, dans certaines
« limites, prévenir pendant quelque temps une putréfaction
« ultérieure par la présence de matières antiseptiques de
« nature goudronneuse et empyréumatique qu'il renferme....
« La Commission pense que ce liquide désinfectant, employé
« en quantité convenable et par doses fractionnées, peut
« suffire dans les casernes à une désinfection complète

« et à un embaumement véritable des produits des déjec-
« tions » (1).

Ce procédé offre aussi l'avantage d'accroître la richesse de
l'engrais humain par la production du nitrate d'ammoniaque.

Je n'insiste pas davantage sur la réaction chimique. La
pratique, d'accord avec la théorie, témoigne donc qu'elle est
complète. Cela suffit ici.

Il y avait encore une source fâcheuse d'émanations. La
surface des urinoirs s'incruste promptement d'une couche
sédimentaire de phosphate de chaux et de phosphate-ammoniaco-magnésien. Ce dépôt laisse dégager une intense vapeur
ammoniacale et réagit comme un ferment à l'égard des urines
récentes, dont l'urée se trouve presque subitement transfor-
mée en carbonate d'ammoniaque. Il fallait donc dissoudre
ces incrustations et répandre dans le cabinet une légère et
aromatique odeur d'acide azotique. Ce double but est atteint,
avec un degré de perfection difficile à dépasser, au moyen de
cet acide sulfo-azotique chargé d'essence de mirbane.

Ainsi, le réactif neutre introduit chaque jour dans les fosses
d'aisances assure l'inodorité des déjections quotidiennes émises par les élèves, et ce mélange est intime et parfait puisque le réactif est régulièrement versé. D'un autre côté, la
liqueur acidulée, volatile, fait disparaître les incrustations et
sature en même temps les vapeurs ammoniacales répandues
dans l'atmosphère.

Relevons maintenant le chiffre de la population qui fré-
quente les écoles communales de Paris, afin de préciser la
dépense afférente à chaque élève.

---

(1) Rapport adressé au Ministre de la guerre par une Commission composée de MM. Levy,
intendant militaire de Paris ; Doutrelaine, colonel du génie ; Champouillon, médecin principal, professeur à l'école du Val-de-Grâce ; Roussin, pharmacien-major, professeur agrégé
à ladite école.

Le nombre des établissements scolaires communaux et des salles d'asiles de la Ville de Paris est maintenant de **300**. Ces établissements sont fréquentés, savoir :

Les salles d'asile par...................... 18,840 enfants.
Les école primaires...................... 58,200 élèves.
Les classes d'adultes..................... 11,560   id.

Total............. 88,600

C'est la *jauge officielle* des classes ; mais ces chiffres sont toujours dépassés. On peut adopter le chiffre de 90,000 enfants, inférieur encore à la population réelle.

La dépense du service d'assainissement se divise en trois parts : 1° le coût du réactif chimique ; 2° la main-d'œuvre quotidienne du cantonnier ; 3° l'usure de ses ustensiles, la surveillance, etc.

	Par élève et par année scolaire.	Par établissement scolaire et par an.
Réactif chimique désinfectant de M. Paulet..	0^f,22	67^f,20
Main-d'œuvre du cantonnier.............	0^f,16	48^f,00
Usure d'ustensiles, surveillance, etc.......	0^f,033	9^f,80
	0^f,413	125^f,00

Ainsi, un élève coûte, par année scolaire, **22** centimes de réactif chimique pour que les gaz méphitiques de ses déjections soient fixés.

J'ajoute que chaque visite du cantonnier, chargé du nettoyage quotidien des cabinets d'aisances et des urinoirs d'un établissement scolaire, revient à 0^f,43 centimes seulement, en comprenant, dans ce chiffre exigu, son temps, le réactif chimique et l'usure des ustensiles, grâces à une organisation bien calculée et combinée avec un service semblable dans d'autres établissements voisins.

Voilà la situation réelle, c'est-à-dire les résultats complétement satisfaisants qui sont obtenus et la dépense que ces résultats occasionnent pratiquement.

A propos de ce service de désinfection dans les établisse-

ments scolaires de Paris, la Commission des logements insalubres a commis quelques erreurs qu'elle aurait pu facilement éviter, puisqu'elle est à la source même de toutes les
indications précises.

Ainsi, elle fait remonter seulement à 1860 les débuts de
cette organisation sanitaire qui date, comme épreuve, de
1849, et, comme application générale, de l'année 1855.

Je n'insiste pas davantage sur ce détail, réservant mes remarques pour des points plus importants.

Je suis tout surpris de l'entendre déclarer que « le canton-
« nier projette *avec force*, dans chaque lunette, quelques litres
« d'un liquide, dit désinfectant, de telle manière que les
« parois intérieures du tuyau de chute soient, autant que
« possible, mises en contact avec le liquide, et par là même
« désinfectées en même temps que l'atmosphère de la fosse. »
(*Rapp.* p. 30).

Il y a ici des erreurs évidentes. Pourquoi les cantonniers
projetteraient-ils le liquide *avec force*? Est-ce un effet balisti-
que que j'entends obtenir ou un effet chimique? On verse simplement le liquide désinfectant en l'épandant de façon à
mouiller les surfaces odorantes, ce qui exclut même l'idée
d'une projection forcée. Voilà ma première rectification.

Quand la Commission ajoute que « ce liquide désinfecte
« l'atmosphère de la fosse, » elle prête à la méthode une
efficacité qu'elle n'a pas. Voici la vérité : le liquide versé
dans la fosse est neutre ; il n'est pas volatil, il reste donc sans
action sur l'air de la fosse, il n'a pas d'aîles pour l'atteindre ;
mais il descend, se mêle aux déjections et atteint ainsi la
source des émanations qu'il tarit, les empêchant de s'élever
sous forme d'atmosphère fétide. L'action s'exerce au contact
et tend à prévenir les dégagements. Il était facile de constater
ce fait.

Mais la Commission revient encore à ses doutes, au bas de

cette même page 31 : « L'importance des procédés chimi-
« ques de désinfection est plus que contestable dans l'appli-
« cation. Chacun sait, en effet, qu'à la surface des matières
« fécales dans les fosses il se forme ordinairement une large
« croûte solide, que les gens du métier appellent *le chapeau*, et
« qui empêche absolument tout mélange véritablement efficace
« du désinfectant avec ces matières. On pourra tout au plus
« arriver, en pareil cas, à diminuer l'infection du tuyau de
« chute et à modérer momentanément l'infection de la fosse. »

Je reste dans une grande surprise. Plaçons-nous dans les
conditions où la Commission reconnaît elle-même que le travail désinfectant est accompli, et voyons s'il est possible
d'arriver à la conclusion étrange que je viens de reproduire.
Puisqu'il est constant que le cantonnier projette *avec force,
chaque jour*, le liquide désinfectant, il faut bien admettre
aussi qu'il y a mélange quotidien de ce liquide avec les déjections des élèves, même dans cette hypothèse du chapeau. Si
l'on prend, d'ailleurs, la peine de faire ouvrir une fosse dans
laquelle on verse du liquide désinfectant, on reconnaît inva-
riablement que ce liquide, bien plus dense que les liquides
urineux de fosses, pénètre jusqu'au fond, s'irradie de tous
côtés pour exercer son action chimique et détermine bientôt
la précipitation du chapeau. La Commission n'a-t-elle pas
oublié que le chapeau n'est composé que de débris solides
soulevés et tenus en suspension par les bulles de gaz méphyti-
ques qui les entraînent jusqu'à la surface ? Ces gaz étant dé-
truits désormais, les corps solides sont presque tous préci-
pités au fond de la fosse, parce qu'ils sont livrés alors aux
lois de la pesanteur.

J'ai défendu cette œuvre chimique d'assainissement contre
les attaques de la Commission. Quoi qu'on dise et qu'on fasse,
l'avenir est là. Les progrès sanitaires, dans une cité, se me-
sureront surtout au concours de ces moyens chimiques.

La Commission a compris qu'après avoir démoli, il fallait reconstruire. Voyons donc maintenant, après la ventilation de la fosse, ce qu'elle propose pour le cabinet d'aisances lui-même. Ses projets seront-ils ici plus efficaces et plus économiques?

Il est incontestable que le cabinet d'aisances lorsqu'il est malpropre, est une cause d'infection qui s'ajoute à l'infection de la fosse elle-même. Tout moyen rationnel qui contribuera à son assainissement devra donc être accueilli comme une salutaire réforme. Cette partie du travail de la Commission « doit avoir pour effet certain de marquer un progrès consi- « dérable dans cette partie importante de l'hygiène de nos « asiles et de nos écoles. » (p. 28).

A quoi s'applique cette formule? Tout simplement à ceci : les enfants ne monteront plus sur les siéges d'aisances, mais ils seront tenus de s'asseoir sur ces mêmes siéges qui devront être « en bois de chêne non peint, rabotté, lisse et bien doux. » Les déjections, de la sorte, ne seront jamais hors la voie et ne saliront pas les parois du cabinet qu'ils infectent aujourd'hui. Il suffira qu'une femme vienne, après chaque élève, pour laver les ordures qui pourraient adhérer contre le tuyau. La Commission a fait installer, d'après ces indications, les cabinets d'une école communale d'Auteuil, dirigée par M. Thouroude (1), et elle a été tout à fait satisfaite des résultats obtenus.

(1) Voici une note de M. Thouroude lui-même sur cette expérimentation :

« Le Directeur de l'école communale de garçons (quartier d'Auteuil), rue Jouvenet, n° 4, certifie que le service de désinfection de M. Paulet a toujours donné des résultats satisfaisants, et que l'installation des cabinets nouveaux dans cet établissement, loin d'empêcher ce service, le rend au contraire très-nécessaire.

« L'an dernier déjà, ce service d'assainissement avait été momentanément suspendu, et l'instituteur soussigné a dû insister pour réclamer l'application du procédé désinfectant qui était devenu indispensable.

« Le Directeur de l'école,
« Thouroude.

« Paris, 12 mars 1866. »

Je répète qu'en assurant la propreté du cabinet, on a fait disparaître l'une des causes d'infection. Il s'agit de savoir si cette amélioration, — si facile à réaliser avec les réactifs chimiques, — n'est pas pleine de difficultés et grosse de dépenses dans le projet qu'il s'agit d'examiner.

L'enfant s'asseoit donc sur le siége d'aisances, il en forme l'obturateur. Les déjections solides et liquides s'épanchent dans la cuvette émaillée, sans projections extérieures ; mais n'y aura-t-il des projections intérieures d'urines qui rejailliront sur l'enfant lui-même ? Si ses poumons cessent d'être atteints par les odeurs, son corps ne se trouvera-t-il pas contaminé ?

Pour enlever les déjections adhérentes contre les cuvettes, la Commission propose d'établir une surveillance exercée par une femme qui opérera le lavage, dès que l'enfant sera sorti ; ou bien même, le concierge de l'école pourra être chargé de ce soin, ainsi que cela se pratique dans les écoles de Bruxelles.

Voyons.

Une femme sera chargée de la propreté permanente des cabinets. Il y a 300 établissements scolaires qui exigeront le concours de 300 femmes de service. La plus petite rétribution qui puisse être offerte pour une telle besogne sera sans doute de 2 fr. par jour, qu'il faut multiplier par 300 jours, soit donc 600 fr. par école ; et il y a 229 écoles (déduction faite des 71 salles d'asile qui ont déjà des femmes de service).

Les concierges seront-ils plus économiques? a-t-on oublié l'échec que j'ai rappelé, lorsqu'on a compté sur leur concours pour le service désinfectant? Les concierges des écoles sont, en général, d'anciens serviteurs, chargés de famille, auxquels la Ville offre le logement et un modeste salaire qui varie entre 300 et 500 fr. Ce n'est point avec une semblable rétribution qu'ils peuvent consacrer à l'entretien de l'école tout le temps qui est nécessaire à l'exercice de leur état sédentaire. Il faudrait donc accroître leur salaire. Accepteraient-ils moins de 2 fr. pour une journée ainsi occupée?

Et combien y a-t-il d'écoles qui ont plusieurs étages de cabinets de latrines, lesquels exigeraient donc le service de plusieurs employés?

Si je résume pratiquement toutes les données de la Commission, je trouve qu'une école, ordinairement pourvue de 5 siéges d'aisances, exigerait par la ventilation de la fosse, accomplie par chacun des 5 siéges, à 70 fr. l'un, une somme totale

De.. 350 »
Pour l'entretien permanent du cabinet, un salaire de... 600 »

Je n'ose pas totaliser, parce qu'il résulterait, avec l'évidence rigoureuse des chiffres, que ces projets sont inacceptables au point de vue économique, sans compter qu'ils se bornent encore à répandre les gaz méphitiques dans l'atmosphère de la cité, au grand préjudice des habitants et de l'agriculture

Je livre ces remarques à la Commission même qui les a provoquées.

Assainissement des fosses des Établissements publics de Paris.

La sollicitude éclairée de l'Administration municipale de Paris, après avoir reconnu le bienfait résultant de la fixation des gaz méphitiques des fosses d'aisances, a voulu en faire une large application dans tous ses établissements, surtout en vue de prévenir les envahissements des deux dernières épidémies cholériques (1865 et 1866).

Cet exemple a été imité par les autres administrations publiques.

Dans l'état actuel, la méthode chimique désinfectante de M. Paulet est appliquée dans tous les établissements publics dont désignation suit :

300 écoles communales ;
 20 Mairies de Paris ;
120 postes de police ;
Toutes les casernes municipales de Paris ;
Toutes les casernes du Ministère de la guerre ;
Tous les hôpitaux militaires ;
Toutes les prisons civiles et militaires du département de la Seine ;
Les Palais de Justice, de la Bourse, du Tribunal de Commerce ;
Tous les Palais impériaux (Tuileries, Élysée, Louvre, Palais-Royal);
Les Ministères (des Finances, de la Guerre, de l'Instruction publique) ;
Tous les Lycées impériaux de Paris ;
Tous les abattoirs de Paris ;
Toutes les fosses publiques de la Ville de Paris ;
L'école impériale Polytechnique ;
L'école impériale des Ponts et Chaussées et l'école Normale ;
La Banque de France ;
L'Hôtel des Invalides ;
Le collége Chaptal (1), le collége Sainte-Barbe, etc.

La population totale sur laquelle s'exerce, à Paris, le procédé chimique d'assainissement est de 250,000 à 300,000 personnes. La dépense annuelle atteint à peu près 150,000 fr. Ce qui représente, par personne et par an, une allocation de

---

(1) Les cabinets d'aisances de ce bel établissement, installés suivant les vœux de la Commission des logements insalubres, répandaient de telles odeurs, que mon procédé chimique de désinfection permanente a dû y être appliqué. L'attestation de M. l'Econome reconnaît que, depuis deux ans, le résultat a été tout à fait satisfaisant.

35 à 40 centimes. Cela suffit pour que tous les gaz méphitiques soient chimiquement fixés.

J'ai la conviction qu'en me dévouant à cette réforme sanitaire et à son application, j'ai rendu quelques services à la cité. M Dumas le reconnaît, en attribuant les immunités relatives, dont la Ville a bénélicié pendant ces deux dernières épidémies cholériques, aux précautions hygiéniques adoptées par elle.

III.

MÉTHODES PROPOSÉES.

Elles seront les bienvenues, si elles apportent une amélioration ; car elles appartiennent à la même famille, puisqu'elles ont pour objet la fixation des gaz fétides et l'enrichissement de l'engrais.

Eau antiméphitique.

J'extrais de documents officiels les renseignements qui vont suivre :

Rapport sur la valeur comparative de certains procédés de désinfection, par MM. les docteurs Tardieu, Cazalis et Fermond (1), pharmacien en chef de la Salpétrière.

« *Eau antiméphitique.* — M. Larnaudès est l'inventeur
« d'une eau antiméphitique, avec laquelle des expériences
« semblables ont été faites. Ce liquide, dont la composition
« exacte ne nous a jamais été donnée, bien que promise fort
« souvent, paraît être formé par une dissolution dans l'eau de
« sulfate de zinc, auquel on aurait ajouté un peu de sulfate de

---

(1) Ce Rapport, adressé au Directeur général de l'Assistance publique, a été publié dans le tome II du *Recueil des travaux de la Société d'émulation pour les sciences pharmaceutiques,* et reproduit dans le *Dictionnaire d'hygiène du docteur Amb. Tardieu,* tome Ier, p. 693.

« cuivre pour constituer une invention brevetable. Or, ni le
« sulfate de zinc, ni le sulfate de cuivre ne doivent être regar-
« dés comme des nouveaux agents de désinfection, puisque le
« sulfate de zinc a été employé comme tel, bien avant M. Lar-
« naudès, par MM. Siret, Gagnage et Regnault, Salmon, etc.,
« et puisque le sulfate de cuivre, employé d'abord par
« M. Paulet, etc.....

J'ai sous la main d'autres documents émanés des ingénieurs en chefs des Ponts et Chaussées de Paris qui ont
expérimenté cette même eau antiméphitique ; j'extrais encore
la conclusion qui suit :

« ..... Mais nous avons à répondre à cette question : les
« moyens de désinfection de MM. Larnaudès, Ledoyen,
« Goust, désinfectent-ils véritablement et les résultats sont-
« ils permanents?

« Nous répondons :

« Ces moyens diminuent l'infection, mais la désinfection
« n'est ni absolue, ni permanente.....

« Nous constatons que le procédé de désinfection de
« M. Paulet est réel et que le résultat en est permanent, au
« moins pendant huit jours (*durée de l'essai*) ; que ce procédé a
« reçu la consécration de la pratique et de l'expérience, etc. (1) »

Bi-phosphate de fer et de Magnésie.

On a composé ce mélange de phosphate acide de fer et de
magnésie, en vue d'obtenir un double résultat : par le phosphate de fer, on espère atteindre l'odeur des fosses d'ai-

(1) Préfecture de la Seine. — Service des Ponts et Chaussées. — Rapports de MM. Rozat
de Mandres, Belgrand, *ingénieurs en chefs des Ponts et Chaussées ;* Michal, *inspecteur général
des Ponts et Chaussées.*

sances ; par le phosphate de magnésie, on a l'intention de précipiter l'ammoniaque et l'acide phosphorique à l'état de phosphate-ammoniaco-magnésien insoluble.

Etudions d'abord l'action au point de vue hygiénique qui offre le plus d'intérêt.

La liqueur est très acide, c'est la condition même de son existence, puisque le phosphate de fer n'est soluble que dans un excès d'acide.

Si on verse un tel liquide dans une fosse qui contient déjà des déjections, il va provoquer le dégagement violent d'un autre acide aérien et très-vénéneux qu'il déplace, je veux parler du gaz hydrogène sulfuré.

Le premier effet est donc une aggravation du mal actuel. Aussi, M. Dumas ne manque-t-il pas de noter que :

« Quel que soit l'etat de la fosse d'aisance, les sels de fer, « de zinc et de manganèse peuvent être employés pour la « désinfection ; il n'en est pas de même du phosphate acide « de magnésie et de fer, qui n'est pas d'un emploi aussi « commode, si la fosse ne vient pas d'être évacuée. » (1).

Il faudrait donc que ce liquide acide fût introduit dans une fosse, avant que celle-ci reçût les déjections. C'est une condition gênante et peu favorable. Il convient néanmoins de considérer le procédé dans cette deuxième étape, en étudiant les résultats qu'il va produire.

Le liquide acide est versé dans la fosse, les déjections arrivent en contact ; elles viennent d'être émises, c'est-à-dire qu'elles n'ont pas encore sensiblement de composés ammoniacaux engendrés. L'urée ne se transformera en carbonate d'ammoniaque, et les autres résidus de la digestion ne produiront ce même gaz, qu'autant qu'ils se trouveront dans des conditions favorables à leur putréfaction.

____

(1) Rapport adressé par le Comité consultatif d'hygiéne à S. E. le Ministre de l'intérieur, 28 juillet 1866.

Ici, ces conditions n'existent pas. Le phosphate de fer est là pour empêcher la putréfaction et, par conséquent, la formation des composés ammoniacaux. Il ne peut donc pas y avoir production de phosphate-ammoniaco-magnésien (1).

On aura beau retourner la question sous toutes les faces, il n'est pas possible de sortir de ce dilemme qu'il était facile de prévoir :

Ou bien les phosphates acides de fer et de magnésie provoquent une infection plus grande, lorsqu'ils s'appliquent à des matières déjà putréfiées ; mais dans ce cas ils produiront du phosphate-ammoniaco-magnésien utile à l'agriculture.

Ou bien ces phosphates acides de fer et de magnésie sont mis en contact avec les matières *avant leur putréfaction*, ils agissent alors comme antiseptiques, ils préviennent la décomposition ammoniacale, mais ne donnent plus lieu à la production du phosphate-ammoniaco-magnésien.

Hygiène *ou* agriculture, il faut choisir.

Si l'on penche vers la solution agricole, je dirai avec le bon sens de tous les siècles que, dans une grande ville, le premier devoir c'est d'assurer la salubrité de l'air, *consultum magis volens salubritati quam soli fecunditati.*

Si l'on se borne à l'effet antiseptique, combien d'antiseptiques moins coûteux, en commençant par le sulfate de fer signalé tout à l'heure par M. Dumas !

---

(1) « Dans une fosse soumise à la désinfection permanente, il n'y a pas formation « d'ammoniaque, attendu qu'il n'y a pas fermentation putride. » D' Amb. Tardieu, *Dict. d'hygiène*, p. 711.

RÉSUMÉ ET CONCLUSION

En me plaçant en dehors et au-dessus de toute préoccupation personnelle, dans une région plus sereine, il me faut bien reconnaître :

Que les gaz méphitiques des fosses sont un danger permanent, surtout en temps d'épidémie ;

Que les moyens de ventilation forcée n'ont pour objet que d'extraire les gaz infects de la fosse, afin de les répandre dans l'atmosphère de la ville ;

Que l'application de ces moyens est remplie de difficultés, d'incertitudes, et donne seulement l'assurance d'une grande dépense ;

Que, d'ailleurs, en admettant même que cette ventilation pût être régulièrement obtenue, on ne parviendrait encore qu'à déplacer les principes toxiques, — épidémiques peut-être, — sans les détruire ;

Qu'il est bien plus logique et plus prudent de fixer ces gaz, puisqu'il est si *facile* et si *économique* d'obtenir ce résultat ;

Que cette dernière solution est radicale et offre ce double avantage de sauvegarder les intérêts de l'hygiène et de l'agriculture.

Arrivé à ce point de la démonstration, j'ai dû décrire et examiner ma méthode chimique, en constatant :

Que ses bienfaits ont été tels, que son application a été successivement étendue à tous les établissements publics de Paris ;

Que cette efficacité est attestée par une imposante unanimité de témoignages ;

Qu'ainsi l'expérience est décisive, puisqu'elle a maintenant subi ces deux épreuves essentielles : une *large application* contre laquelle j'ai vu échouer tant de méthodes impropres au développement, et aussi la *continuation régulière* d'un tel service d'assainissement exécuté depuis douze ans ;

Qu'enfin, aucune des autres méthodes proposées n'offre à l'administration la même certitude et les mêmes garanties de succès.

Après cette grande application faite par l'administration municipale de Paris d'un procédé qui fixe ainsi les gaz fétides, il me paraît difficile qu'on tarde plus longtemps à rendre obligatoire, par une loi sanitaire, cette désinfection chimique et constante des fosses d'aisances dans chaque maison. Il y a là un foyer d'infection qu'il est possible d'atteindre *facilement* et *économiquement* : l'expérience le prouve.

Paris. — Typ. Ch. Maréchal, rue Fontaine-au-Roi 13.

9 782329 283180